BEI GRIN MACHT SICH I WISSEN BEZAHLT

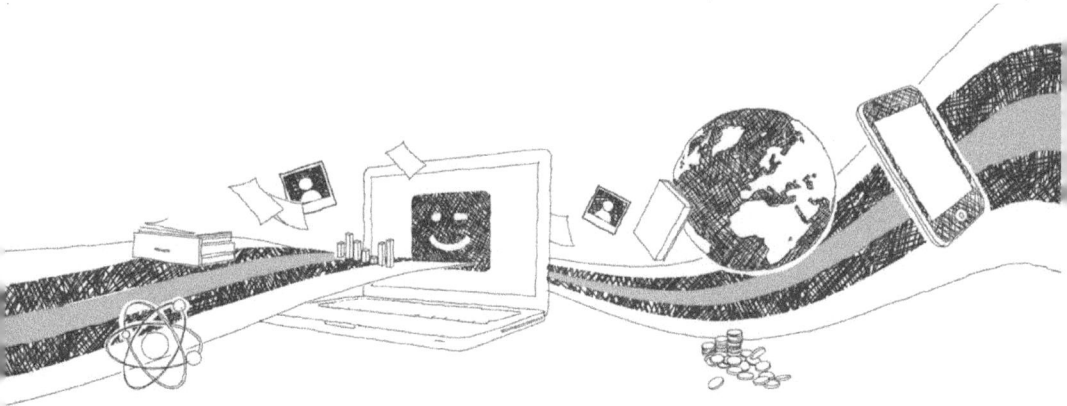

- Wir veröffentlichen Ihre Hausarbeit,
  Bachelor- und Masterarbeit

- Ihr eigenes eBook und Buch -
  weltweit in allen wichtigen Shops

- Verdienen Sie an jedem Verkauf

Jetzt bei www.GRIN.com hochladen
und kostenlos publizieren

GRIN

Bibliografische Information der Deutschen Nationalbibliothek:

Die Deutsche Bibliothek verzeichnet diese Publikation in der Deutschen National-
bibliografie; detaillierte bibliografische Daten sind im Internet über http://dnb.d-
nb.de/ abrufbar.

Impressum:

Copyright © 2017 GRIN Verlag
Druck und Bindung: Books on Demand GmbH, Norderstedt Germany
ISBN: 9783346162144

Dieses Buch bei GRIN:

https://www.grin.com/document/584334

Karola Firke-Prinz

Belastungen am Arbeitsplatz in der Operationsabteilung. Ursachen, Folgen und Handlungsmöglichkeiten

GRIN Verlag

GRIN - Your knowledge has value

Der GRIN Verlag publiziert seit 1998 wissenschaftliche Arbeiten von Studenten, Hochschullehrern und anderen Akademikern als eBook und gedrucktes Buch. Die Verlagswebsite www.grin.com ist die ideale Plattform zur Veröffentlichung von Hausarbeiten, Abschlussarbeiten, wissenschaftlichen Aufsätzen, Dissertationen und Fachbüchern.

Besuchen Sie uns im Internet:

http://www.grin.com/

http://www.facebook.com/grincom

http://www.twitter.com/grin_com

Belastungen am Arbeitsplatz in der Operationsabteilung
Ursachen - Folgen - Handlungsmöglichkeiten

Hausarbeit im Rahmen der beruflichen Weiterbildung Operationsdienst

vorgelegt von

Karola Firke-Prinz

22. Mai 2017

Inhaltsverzeichnis

1 Einleitung

Höhere Leistungsanforderungen an Pflege und medizinischer Versorgung bestimmen das Maß an medizinischen Wissen und dessen Umsetzung. Die Beschäftigten in Pflegeberufen müssen immer mehr und immer komplexere Aufgaben mit weniger Personal und unter Zeitdruck bewältigen. Psychische und Physische Belastungen gehören mittlerweile zum Arbeitsalltag. Trotzdem sollen, wollen und müssen wir immer länger im Beruf bleiben (Rohde 2009: 7). In tausenden von Jahren hat sich der Mensch vom Jäger und Sammler zum Mitglied einer modernen Informations- und Kommunikationsgesellschaft entwickelt. Anhaltende Reizüberflutung, Lärm, Umweltbelastungen und Hektik können uns belasten. Berufliche Anforderungen und Leistungsdruck steigen ständig an. Der menschliche Körper bereitet sich in fordernden, bedrohlichen oder gefährlichen Situationen auf Angriff vor. Alle verfügbaren Kraftreserven werden mobilisiert um den Körper Energie bereitzustellen, die er benötigt um anzugreifen oder zu flüchten. Für unsere vorzeitlichen Vorfahren war diese Reaktion elementar und überlebenswichtig. Der menschliche Körper reagiert auch heute noch so, nur fehlen uns heute die Verwendungsmöglichkeiten dafür. Wir können nach den gültigen Regeln der Gesellschaft nicht unsere Arbeitskollegen angreifen oder flüchten, wenn etwas nicht so verläuft wie wir denken. Wenn doch, muss man mit einschneidenden sozialen und juristischen Konsequenzen rechnen. In der heutigen Zeit fehlen uns die Möglichkeiten die Energie abzubauen, die bei Überforderung, Bedrohung und Angst entsteht. Bleibt dieser Zustand länger anhaltend, kann es zu ernsten gesundheitlichen Schädigungen führen (Allenspach und Brechbühler 2005: 11). Physische, psychische und emotionale Belastungen die häufig und länger andauern, sind ein Gesundheitsrisiko, sofern man keine ausreichende Erholung hat (Melander 2013: 14). Welchen psychischen und physischen Anforderungen und Belastungen sind wir am Arbeitsplatz im Operationssaal ausgeliefert? Wie können wir lernen mit den Beanspruchungen besser umzugehen, um körperlichen und psychischen Stress zu verringern?

2 Begriffserläuterung

Die Begriffe Stress, Belastung und Beanspruchung werden im Volksmund oft gleichgesetzt. Damit aber eine fachlich richtige Darstellung möglich ist, werden im Folgenden die Begriffe erläutert.

2.1 Arbeitsbedingter Stress

Unter arbeitsbedingten Stress versteht man Reaktionen auf Faktoren des Arbeitsinhaltes, der Arbeitsorganisation und der Arbeitsumgebung. Diese Reaktionen betreffen unsere Gefühle, das Verhalten und das körperliche Befinden.

„Stress ist eine individuelle Reaktion des Organismus auf äußere oder innere Reize, wobei die Reaktion „…" abhängt von der Einstellung des Einzelnen zu den Belastungen, von der Struktur der Persönlichkeit sowie der Stabilität des Ichs" (Temml und Hubalek 1995 in Allenspach und Brechbühler 2005: 19).

2.2 Belastung

Unter Belastung versteht man Einflüsse die von außen auf uns zu kommen, sie ergeben sich aus den Tätigkeitsmerkmalen, sind weder positiv noch negativ und wirken auf alle Mitarbeiter gleich.

2.3 Beanspruchung

Beanspruchungen sind die unmittelbaren, individuellen Auswirkungen der Belastung auf die Mitarbeiter. Persönliche Leistungsmerkmale und Bewältigungsstrategien spielen hier eine Rolle. Gleiche Belastungen können also zu unterschiedlichen Beanspruchungen mit positiven oder negativen Auswirkungen führen (Poppelreuter und Mierke 2012: 18).

3. Belastungen im Operationssaal

Die Arbeitsanforderungen im Operationssaal sind alles andere als optimal. Wenig Personal, Zeitdruck, ungünstige Arbeitszeiten, hohe Fachspezialisierung und psychosoziale Konflikte prägen die Arbeit. Hohe psychische und physische Belastungen sind kennzeichnend. Fehlzeiten, Fluktuation und Mängel in der Pflegequalität sind die Folgen (Berentzen und Lennartz 2010: 48). Belastende Arbeitsbedingungen kann man in 3 Kategorien strukturieren.

3.1 Technikgestaltung

- Hoher Lärmpegel: Überwachungsmonitor, Sauger, Elektroschneidgerät, Radio, Gespräche, Telefon und Piepser
- Viele über den Boden verteilte Kabel und Schläuche: Stolperfallen
- Beleuchtung: mal ganz hell dann wieder ganz dunkel
- Temperatur: zu warm, Zugluft durch Klimaanlage
- Gerätebedienung: viele medizinische Geräte mit unterschiedlichen Bedienungen und nicht eindeutig zuzuordnenden Steckverbindungen
- Eingeschränktes Raumangebot: keine Lagerungsmöglichkeiten
- Tragen, Heben, Halten von schweren Lasten: Instrumentencontainer, Röntgenschürzen, schlecht fahrbare medizinische Geräte
- Exposition mit Gefahrstoffen: Röntgenstrahlen, Formaldehyd, Rauchgase

3.2 Organisatorische Gestaltung

- Ungünstige Körperhaltung: langes Stehen in Zwangshaltung, ungünstige Körperbewegung und Drehung
- Arbeitszeit: Schicht oder Bereitschaftsdienst, Überstunden, Dienstübernahme von erkrankten Kollegen
- Zeitdruck: unrealistische Planung der operativen Eingriffe
- Kommunikation: wechselnde Teamzusammensetzungen, interdisziplinäre Koordination, kollegiale Zusammenarbeit
- Pausenmanagement: Einhaltung der Pausenzeiten, ständige Unterbrechung durch Rückfragen, Geräuschkulisse im Pausenraum

3.3 Personal und Sozialpolitikgestaltung

- Hohes Maß an Verantwortung
- Operationen mit unbekannten Ausgang für Patienten
- Kommunikationsprobleme zwischen Berufsgruppen
- Personelle Unterbesetzung
- Einarbeitung neuer Mitarbeiter nur bedingt möglich
- Fort - und Weiterbildung auf Grund von Personalmangel nicht immer realisierbar (Simmes 2014: 19)

4 Physische und Psychische Belastung und Beanspruchung

Aufgrund dieser Arbeitsbedingungen und Anforderungen im Operationsdienst ergeben sich für den einzelnen Mitarbeiter physische und psychische Belastungen. Wie äußern sie sich und welche Beanspruchungen mit Krankheitsfolgen können sie hervorrufen?

4.1 Physische Belastung und Beanspruchung

Die Arbeit im Operationsdienst beinhaltet stark belastende Tätigkeiten des Muskel - und Skelettsystems, insbesondere der Wirbelsäule. Als größtes belastendes Kriterium des praktischen Arbeitsalltags, wird das Arbeiten in ungünstiger Körperhaltung genannt. Heben, Tragen und Halten schwerer Lasten wird genau wie Arbeiten in Zwangshaltungen und stundenlanges Instrumentieren als Belastung empfunden. Stehen und Gehen in teilweise gebeugter Haltung ist keine Seltenheit (Berentzen und Lennartz 2010: 49). Diese Tätigkeiten können Erkrankungen des Bewegungsapparates hervorrufen. Die Beschwerden betreffen auch das muskuloskelettale System, also Muskeln, Sehnen, Knorpel, Bänder und Nerven. Treten ergonomische Mängel im Zusammenspiel mit Zeitdruck, hohen Anforderungen, ungenügendem Selbstmanagement und schlechter Arbeitszufriedenheit auf, ist die Gefahr der Erkrankung besonders hoch (Melander 2013: 6).

4.1.1 Vorgebeugte Haltung

Beugt sich ein Mensch stehend circa 45° nach vorn, muss die Lendenwirbelsäule einer 6fach höheren Belastung standhalten. Wird dabei noch eine Last angehoben, ist die auf Muskeln und Wirbelsäule wirkende Kraft noch größer. Diese Belastung entsteht, weil der Schwerpunkt des Oberkörpers nach vorn gelagert ist. Um das Gleichgewicht zu halten müssen die Rückenmuskeln ihre Spannung erhöhen, was wiederum zur erhöhten Kompressionskraft der Lendenwirbelsäule führt.

4.1.2 Beugen und Drehen

Die Kombination aus Dreh – und Beugebewegungen sind für Nacken und Rücken eine enorme Belastung. Ständiges Anheben der Instrumente mit nach außen und nach vorn gestreckten Armen und das Drehen um die Instrumente weiterzureichen beeinträchtigen Nacken, Schultern und Rumpf. Ist der Tisch dann noch zu niedrig eingestellt, findet man sich in gebeugter Haltung wieder.

4.1.3 Langes Stehen

Bei lang andauernden Operationen arbeitet man oft in derselben Haltung. Die Muskeln ermüden durch den Sauerstoffmangel. Hier reicht schon das Körpergewicht aus, um eine Überbeanspruchung zu erhalten.

4.1.4 Schlechte visuelle Ergonomie

Hat man auf das Operationsfeld oder den Monitor eine schlechte Sicht, nimmt man automatisch eine andere Nackenhaltung ein, um die Sicht zu verbessern. Wird der Nacken nach vorn geneigt, geschoben, wiederholt zur Seite gedreht und dabei der Kopf angehoben, werden die Nerven gereizt.

4.1.5 Weitere Faktoren

Durch Klimaanlagen kommt es nicht selten zu Zugluft, diese können Muskelverhärtungen verursachen. Überhitzung und Flüssigkeitsmangel des Körpers sind Folgen von unzureichender Belüftung. Nicht zu vernachlässigen ist auch die Gefahr von Stich - und Schnittverletzungen, sowie Stürze durch Stolperfallen von Leitungen oder verschüttete Flüssigkeiten. Das Risiko steigt in einem anstrengenden Arbeitsfeld um mehr als das Doppelte (Melander 2013: 18).

4.2 Psychische Belastung und Beanspruchung

„Psychische Beanspruchung ist die zeitlich unmittelbare, individuelle Reaktion auf vorliegende psychische Belastungen im Menschen" (Kühn 2005: 13).

Es gibt einen Zusammenhang zwischen den Arbeitsbedingungen im OP und dem Wohlbefinden des einzelnen Mitarbeiters. Arbeitsaufgabe, Arbeitsplatz, soziale Arbeitsumgebung, Arbeitsmittel und Arbeitsorganisation wirken sich auf Belastung und Beanspruchung aus. Eigene Befindlichkeitsfaktoren wie Anstrengung – und Kontaktbereitschaft haben ebenso einen wesentlichen Einfluss auf die Beanspruchung (Zschernack et al 2004: 113).

4.2.1 Belastungs- Beanspruchungskonzept

Die Beanspruchung ist abhängig von individuellen Leistungsvoraussetzungen und Ressourcen, körperlicher Konstitution, eigener Motivation und generellen Fähigkeiten. Sie können zu positiven und negativen Folgen führen.

- Positive Folgen: Erweiterung der fachlichen Kompetenz, Gesundheit
- Kurzfristige negative Folgen: Monotonie, Stress und Ermüdung
- Langfristige negative Folgen: mangelnde Arbeitszufriedenheit, hoher Krankenstand, Burnout (Kühn 2005: 14)

4.2.2 Einflüsse der psychischen Beanspruchung

Die Hälfte aller Beschäftigten geben an, einer psychischen Belastung ausgesetzt zu sein, die psychisch beeinträchtigt und Stress verursacht. Als auslösende Ursachen werden hohe Verantwortung, Zeitdruck, große Arbeitsmenge, personelle Unterbesetzung genannt (Barthold und Schütz 2010: 14). OP Personal wird auf Grund von emotionaler Arbeit zusätzlich beansprucht. Dazu zählen das ständige Eingehen auf die Bedürfnisse von Patienten und der anderen Berufsgruppen, speziell der Operateure. Der Umgang mit Grenzerfahrungen, Sterben im OP Saal, Operationen mit unklarem Ausgang und auch Organspende gehören ebenfalls dazu. Die Arbeitstätigkeit lässt dem einzelnen Mitarbeiter wenig oder keinen Spielraum zu, sie können keine eigenen Entscheidungen treffen, was die Planung, den Ablauf oder die Organisation betrifft. OP Koordinatoren sind angehalten Ressourcen so effektiv wie möglich zu nutzen. Operationen werden von Saal zu Saal verschoben, die Reihenfolge wird verändert um 5 Minuten herauszuholen. Dies geschieht zu Lasten des gesamten Personals. Oft werden die Mitarbeiter nicht oder nicht rechtzeitig über Änderungen in der OP Planung informiert. Die Tätigkeiten im OP sind ausgesprochen kooperationsintensiv. Das gilt für alle medizinischen Disziplinen. Operateur, Assistenten, Anästhesie und Operationspflegekräfte müssen miteinander kommunizieren. Hierbei kommt es mitunter zu offener oder auch unterschwelliger Kritik, was eine zusätzliche psychosoziale Belastung mit sich bringt (Weissmann 2016: 39).

4.2.3 Stress – der biologische Mechanismus

Die Stressreaktion äußert sich auf verschiedenen Ebenen. Sie zeigt sich in physiologischen Veränderungen, beeinflusst die Art und Weise wie man denkt, wie man sich verhält und sie wirkt sich auf die Emotionen aus. Kurzfristig bewirkt Stress Veränderungen im Körper, die helfen mit den Stressoren umzugehen.

- Muskulatur: wird besser durchblutet und so mit Sauerstoff und Nährstoffen versorgt, Erhöhung der Muskelspannung
- Herz – Kreislauf: herznahe Blutgefäße verengen sich, Blutdruck wird erhöht, Blutgefäße in Gehirn und Muskeln werden erweitert, Blutgefäße an Haut, Händen, Füßen und Verdauungstrakt werden erweitert.
- Atmung: Atmung wird schneller, deckt den vermehrten Sauerstoffbedarf
- Stoffwechsel: Aktivität von Magen und Darm sind gehemmt, um Überhitzung vorzubeugen wird Schweiß produziert

- Sexualität: Freisetzung von Sexualhormonen ist reduziert, sexuelles Verlangen ist gehemmt
- Schmerz: erhöhte Ausschüttung von Schmerzhemmstoffen (Endorphine) vermindern die Schmerzempfindlichkeit (Barthold und Schütz 2010: 33)

Die Regelung dieser Prozesse übernimmt das Nervensystem. Hauptaufgabe dabei ist, den Körper immer wieder in physiologisches Gleichgewicht zu bringen. Das vegetative Nervensystem besteht aus zwei Teilsystemen, die zueinander in Balance stehen. Der Sympathikus steigert die Leistungsfähigkeit, mobilisiert Energien und Reserven und macht den Menschen für aktives Handeln bereit. Um das Gleichgewicht im Organismus zu halten, setzt dort der Parasympathikus an. Er fördert Ruhe, Schlaf und Entspannung und drosselt die Herz – Kreislauffunktion. Dieses Waage System muss ausgeglichen funktionieren. Ist die körperliche Aktivierung aber länger andauernd, weil die Belastungen anhalten oder immer wieder kehren, kann das zu Erschöpfungszuständen führen, die negative Folgen für die Gesundheit haben, so zum Beispiel Herz – Kreislauferkrankungen, Magen – Darmerkrankungen, Depressionen und Burnout. Die Beeinträchtigung der Gesundheit zeigt sich durch hohen Krankenstand und Fluktuation (Domnowski 2010: 64).

4.2.4 Die Organentnahme – eine Grenzsituation im OP

Eine Organentnahme am Hirntoten Patienten ist und bleibt die größte psychische Belastung für das OP Personal. Der Zustand des Patienten hat sich nicht verändert. Das Herz – Kreislaufsystem funktioniert, der Patient wird beatmet. Die Haut ist warm, reflexartige Bewegungen sind vorhanden, es treten keine Leichenstarre oder Leichenflecken auf. Das alles ist medizinisch begründbar. Aber das Wissen darüber ist mit den eigenen Wahrnehmungen schwer miteinander vereinbar. Die Vorbereitung des OP Saales unterscheidet sich nicht, von anderen Operationen. Trotzdem ist die Atmosphäre anders. Es ist ruhig und jeder Mitarbeiter geht seinen eigenen Gedanken nach. Während der Organentnahme ist ein Blutdruck und Herzfrequenzanstieg beim Patienten zu verzeichnen. Gemessen am heutigen Stand der Technik dürfte der Patient keine Schmerzen haben. Oder doch? Wer kann das genau bestätigen oder verneinen? Um sicher zu gehen führen viele Anästhesisten eine vollständige Narkose durch, geben Schmerzmittel. Im Moment des „Abschaltens" müssen sich die meisten Tränen unterdrücken. Ist es ethisch richtig, so in den Sterbeprozess einzugreifen? Dankbarkeit und Respekt dem Patienten und seinen Angehörigen ihrer Entscheidung gegenüber und eine Verdeutlichung, dass etwas nicht Alltägliches geschieht, können helfen das Erlebte zu verarbeiten. Teamgespräche, psychologische Schulungen, aber auch Erfahrungsberichte von

Organtransplantierten sind dringend nötig. Die Organexplantation ist eine tiefgreifende Erfahrung, ein hochsensibles ethisches Thema und darf nicht rational aufgearbeitet werden (Marschall 2004).

5 Maßnahmen zur Prävention und Gesundheitsförderung

Ausgehend von den bekannten Belastungsfaktoren, lassen sich 3 Kategorien bilden, in deren Rahmen Maßnahmen zur Entlastung des OP Personals gestaltet werden können. Sie werden in technische, organisatorische und personenbezogene Maßnahmen eingeteilt. Im Folgenden sollen sie für den Arbeitsplatz Operationssaal erläutert werden.

5.1 Technische Maßnahmen

Durch eine optimale Gestaltung des Arbeitsplatzes lässt sich körperliche Belastung reduzieren. Für die Operationsabteilung bedeutet das zum Beispiel die Schaffung kurzer Transportwege und Einrichtung eines sinnvollen Lagersystems. Das bedeutet eine Lagerung in greifbarer Höhe, um Überkopfarbeiten zu vermeiden, Verringerung des Gewichts der Instrumentensiebe durch Aufteilung oder Reduzierung, und Ablagemöglichkeiten von Lagerungszubehör auf Transportwagen. Errichtung von Arbeitsplätzen in geeigneter Arbeitshöhe durch Hubtische und gut belad – und fahrbare Transportwagen können das Halten, Heben und Tragen deutlich erleichtern. Für die Patientenschleuse hat sich ein Rollbrett oder ein automatischer Umbetter bewährt. Voraussetzung für die optimale Umsetzung ist natürlich, das Vorhandensein der technischen Hilfsmittel in ausreichender Stückzahl und die korrekte Einweisung für die Verwendung. Ziel sollte sein, dass allen Mitarbeitern die Bedeutung der Hilfsmittel bekannt ist und sie auch in den Arbeitsalltag integriert werden. Durch eine Betriebsanweisung wird die Nutzung von Hilfsmitteln für alle Mitarbeiter zur Pflicht (Berentzen und Lennartz 2010: 51).

5.2 Organisatorische Maßnahmen

Durch arbeitsorganisatorische Missstände wie zum Beispiel Pausenmanagement, Belastung durch Bereitschaftsdienst, Umgang mit Überstunden und schlechte Arbeitsorganisation durch fehlende Kommunikation, fühlen sich Mitarbeiter im OP erheblich belastet. Durch Optimierung der betrieblichen Maßnahmen zur Arbeitsstrukturierung kann sehr viel Stress abgebaut werden. Um Zeit sinnvoll und effizient zu nutzen, muss zunächst eine Analyse über Zeitfresser, Zeitverluste und Zeitnutzung erstellt werden. Das ist ein erster Schritt in Richtung gutes Zeitmanagement. Ziele müssen klar definiert und auf die Rahmenbedingungen angepasst werden (Poppelreiter und Mierke 2012: 217) Pausen sollten regelmäßig, in festgesetzter Länge, ohne Unterbrechung und Störungen eingenommen werden. Es wird angeraten den OP Trakt zu verlassen und die Pause an anderer Stelle zu verbringen. Ein kleiner Spaziergang hilft wieder Energie zu tanken. Dem langen Stehen und Instrumentieren kann man mit Abwechslung von sterilen und unsterilen Dienst entgegenwirken. Bei der Besetzung der Bereitschaftsdienste sollten die Wünsche der Mitarbeiter einbezogen werden. Auf eine gerechte Dienstverteilung ist besonders zu achten und freie Wochenenden müssen regelmäßig ermöglicht werden. Wesentliche Voraussetzung dafür ist natürlich eine ausreichende Personalbesetzung. Ein betriebliches Gesundheitsmanagement kann langfristig die Gesundheit des Personals ermöglichen. Die Einbindung des Qualitätsmanagements ist auch sehr sinnvoll. Seminar und Fortbildungsangebote für gesundheitsfördernde Maßnahmen sollten angeboten werden (Berentzen und Lennartz 2010: 51).

5.3 Personenbezogene Maßnahmen

Diese Kategorie spricht das eigenverantwortliche Handeln und Verhalten jeden einzelnen Mitarbeiters an. Das OP Personal soll durch Unterweisungen auf Gefährdungen und die Folgen hingewiesen werden und sich das eigene Handeln bewusstmachen. Seminare und Fortbildungen zum Thema Prävention und Gesundheitsförderung, die die spezielle Arbeit im Operationssaal betrachten, sind gut geeignet. Das Erlernen von Hebetechniken, Training von rückenschonenden Arbeitsweisen kann durch Begleitung am Arbeitsplatz situationsbezogen korrigiert werden. Jedem Mitarbeiter sollte die Teilnahme an solchen Veranstaltungen ermöglicht werden. Ein großes Interesse gesundheitsfördernden Maßnahmen durchzuführen, besteht auch außerhalb des Krankenhauses. Motivationsfördernd sind Kooperationsverträge mit Fitnessstudios oder Schwimmbädern. So kann jeder, zu vergünstigten Konditionen, zeitlich frei planen. Die effektivste Art beim Umgang mit Stress ist körperliche Aktivität und Sport. Der

Austausch arbeitsbedingter Informationen und Kommunikation hat eine elementare Bedeutung (Berentzen und Lennartz 2010: 52). Ist man allgemein überfordernden Situationen und einem schlechten Arbeitsklima ausgesetzt überwiegen in der Kommunikation die Beziehungsaspekte. Ärger, Neid und Kompetenzgerangel lassen Konfliktlösungen nicht zu. Damit eine Interaktion gut funktioniert ist es wichtig, in welcher Beziehung die Teammitglieder zueinanderstehen und dass alle ein Interesse am Thema haben. Aber auch die äußeren Begebenheiten sind ausschlaggebend. Es kommt immer wieder vor, dass während einer schwierigen Operation der Operateur das OP Personal anfährt. Eine Gelassenheit im Umgang mit anderen ist leider nicht jedem in die Wiege gelegt. Diese Fähigkeit kann man erlernen, um sich vor persönlichen Angriffen und Verletzungen im Team zu schützen. So stellt man sich in dieser Situation die Frage: „Warum hat er / sie es nötig sich so zu verhalten?". So erhält man mehr Verständnis für den anderen und lässt eigene negative Gefühle nicht zu (Kucharek et al 2013: 16). Das Kommunikationsklima am Arbeitsplatz hat nicht nur Einfluss auf die Bewältigung von Stress, es beeinflusst auch den Umgang mit körperlichen Beanspruchungen. So können Schwierigkeiten gemeinsam getragen werden und gegenseitige Unterstützung hilft Belastungen besser zu ertragen. Humor und gute Laune sind gut gegen Stress und Anspannung. Beim Lachen werden 300 verschiedene Muskeln aktiviert. Es ist ein Bindeglied zwischen allen Berufsgruppen (Günther 2017: 26). Auch wichtig für den Stressabbau sind soziale Kontakte. Eine intakte Familie, Angehörige und Freunde stärken den Rücken (Berentzen und Lennartz 2010: 52).

6 Arbeitsschutzgesetz

Schutz vor Gefahren und Schutz vor übermäßigen Belastungen sind als Ziele im ArbSchG (Arbeitsschutzgesetz) verankert.

6.1 § 17 ArbSchG

In diesem Paragraph werden die Rechte der Beschäftigten angesprochen.

- Recht zur Entfernung von Gefahren
- Recht, sich bei Mängeln im Arbeitsschutz an die Behörden zu wenden
- Recht, zu allen Fragen des Arbeitsschutzes Vorschläge zu machen

6.2 §§ 15 und 16 ArbSchG

Als Arbeitnehmer hat man aber auch die Pflicht den Arbeitsschutz einzuhalten.

- Sorge für die eigene und die Sicherheit anderer Personen
- Pflicht zur Meldung von Gefahren und Defekten
- Pflicht Arbeitsmittel und Schutzausrüstungen bestimmungsgemäß zu verwenden

7 Fazit

Die Arbeit im Operationssaal bringt eine Reihe von physischen und psychischen Belastungen mit. Langfristig wirken sie sich auf die Gesundheit aus. Erkrankungen des Skelettsystems und psychosomatische Erkrankungen sind die Folge. Es gibt aber sinnvolle und wirksame Möglichkeiten gezielt gegenzusteuern. Ein konsequentes professionelles Gesundheitsförderungsprogramm seitens des Arbeitgebers kann helfen, Belastungen deutlich zu reduzieren. Das führt zur besseren Arbeitszufriedenheit. Ein geringerer Krankenstand, Verringerung der Fluktuation, konstantere Teamzusammensetzungen und erhöhte Leistungsbereitschaft bringen für den Arbeitgeber Vorteile. Nicht zuletzt ist natürlich jeder Mitarbeiter für seinen Gesundheitszustand eigenverantwortlich. Bewegungsmangel, zu wenig Erholung nach dem Arbeitstag und eine unausgewogene Ernährung führen unweigerlich zu einer Schwächung des Immunsystems (Melander 2013: 28). Es ist davon auszugehen, dass zufriedenes, sich wohlfühlendes OP Personal mehr leisten kann. Die Gesamtleistungsfähigkeit des Systems führt zu einen reibungsfreieren OP-Betrieb. Anstrengungsbereitschaft und Problemlösungskompetenz steigen, soziales Handeln und zwischenmenschliche Beziehungen werden intensiviert. Positive Aspekte werden, wenn sich das OP Personal wohlfühlt, eher wahrgenommen (Zschernack et al 2004: 101). Der Operationsaal ist im Krankenhausgeschehen für die meisten Mitarbeiter rätselhaft. Die wenigsten kennen den OP Trakt oder haben bei einer Operation zugesehen. Hat man sich die Anerkennung und Akzeptanz der Ärzte und Kollegen durch Erfahrung und Können erarbeitet, kann man stolz sein, zu diesem Team zu gehören. Möchte man mitdenken und sofort reagieren, wenn schwierige Situationen passieren, sich konstruktiv in den OP Ablauf einbringen, sicher wissen wann der Operateur welches Instrument braucht, ihn bei Laune halten und ihm fachliche Sicherheit geben, ist man bereit dauernd zu Lernen um mit dem Fortschritt der Medizin mitzuhalten, dann hat man als OP Personal die richtige Tätigkeit gefunden.

Literaturverzeichnis

Allenspach, Marcel; Brechbühler, Andrea (2005): Stress am Arbeitsplatz. Theoretische Grundlagen, Ursachen, Folgen, Prävention. Bern: Verlag Hans Huber.

Arbeitsschutzgesetz–Gesetze im Internet (1996): *https://www.gesetzeiminternet.de/bundesrecht/arbschg/gesamt.pdf* [Stand: 14.03.2017]

Bartholdt, Luise und Schütz, Astrid (2010): Stress im Arbeitskontext. Ursachen, Bewältigung und Prävention. Basel: Beltz Verlag.

Berentzen, Jochen und Lennartz, Stefan (2010): Arbeitsplatz Operationsabteilung: Physische Belastungen für OP-Personal – Möglichkeiten der Gesundheitsförderung und Prävention. In: OP-Journal 26, 48 – 53.

Domnowski, Manfred (2010): Burnout und Stress in Pflegeberufen. 3. Auflage. Hannover: Brigitte Kunz Verlag.

Günther, Heidi (2017): Have Fun At Work. In: CNE.magazin 2/2017, 26.

Kucharek, Marija; Heitland, Wolf-Ulrich; Waldner, Helmut (Hrsg.) (2013): Lehrbuch für Operationspflegekräfte. 4.Auflage. München: Urban & Fischer Verlag.

Kühn, Marianne; Kunz, Torsten; Manz, Rolf; Nawrath, Carola; Walgenbach, Heike; Wascowitzer, Josephine; Wiegratz, Corinna (2005): Psychische Belastungen am Arbeits- und Ausbildungsplatz- ein Handbuch. München: Bundesverband der Unfallkassen.

Marschall, Cathrin (2004): Facharbeit. Grenzsituation im Arbeitsbereich des OP Pflegepersonal *http://www.transplantation-information.de/download/.../explantation_facharbeit_2004.pdf* [Stand: 16.03.2017]

Melander, Kerstin (2013): Ergonomie im OP. Wie können Belastungen vermieden werden? *http://ecx.images-amazon.com/images/I/C2Q-X-uRMjS.pdf* [Stand: 12.03.2017]

Poppelreuter, Stefan und Mierke, Katja (2012): Psychische Belastungen am Arbeitsplatz. Ursachen-Auswirkungen- Handlungsmöglichkeiten. 4. Auflage. Berlin: Erich Schmidt Verlag.

Rohde, Silke (2009): Psychische Belastungen am Arbeitsplatz. Mobbing, Burnout, Alkohol – Was kann der Betriebsrat tun? Kissing: WEKA Media GmbH & Co. KG.

Simmes, Lena (2014): Bachelorarbeit. Gesundheit am Arbeitsplatz im Beruf der OTA – Betrachtung anhand einer Einzelfallstudie und Konsequenzen für die OTA–Ausbildung. *http://www.ota de/fileadmin/content/bilder/.../Bachelorarbeit_Simmes.pdf* [Stand:12.03.2017]

Wiessmann, Fritzi (2016): Psychische Belastungen am Arbeitsplatz. Handlungsansätze für die Personalarbeit. Heidelberg: Rehm.

Zschernack, S.; Göbel, M.; Friesdorf, W.; Gödecke, K.; Penth, S.; Reschke, R. (2004): Abschlussbericht. Sicherheit und Gesundheit im Operationssaal. Unfallkasse Berlin. Technische Universität Berlin.

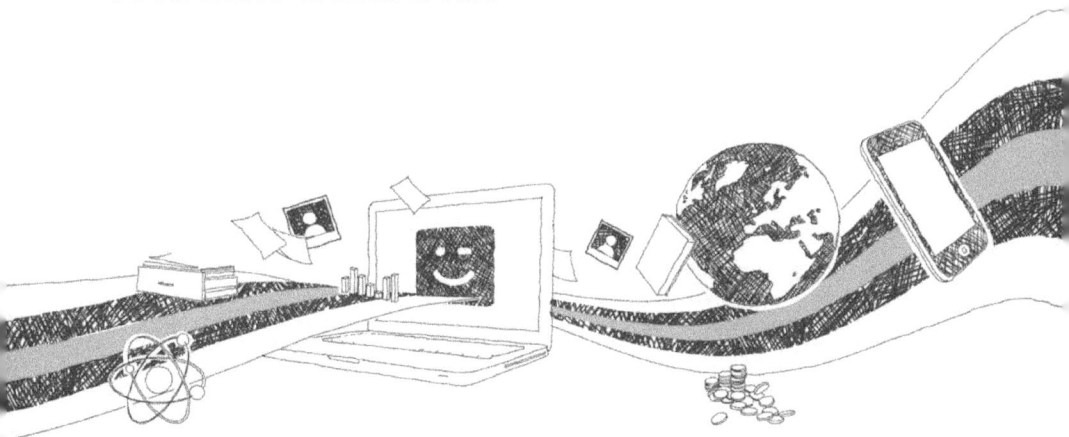

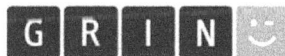

Milton Keynes UK
Ingram Content Group UK Ltd.
UKHW011309210923
429112UK00004B/213